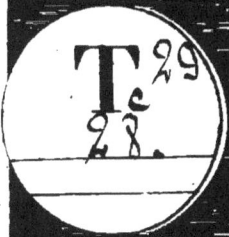

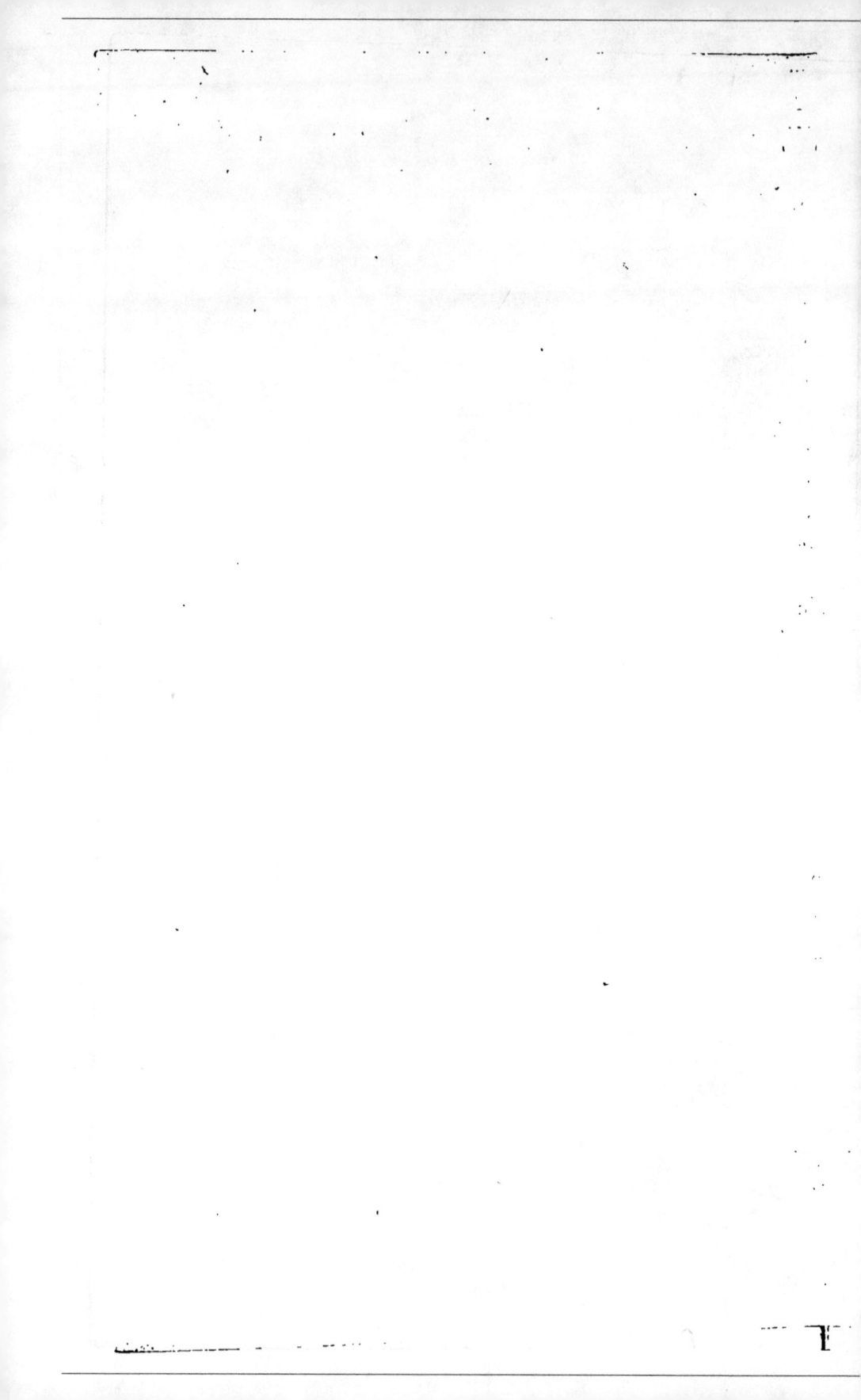

INSTRUCTION POPULAIRE

SUR LES

MOYENS DE PRÉVENIR LA MORTALITÉ

DES

ENFANTS EN BAS AGE

PAR

L. L. CHARLES

Docteur en Médecine, Chevalier de la Légion d'Honneur

———❧———

MARSEILLE
IMPRIMERIE COMMERCIALE J. DOUCET
7, rue Moustiers, 7
1873

INSTRUCTION POPULAIRE

SUR LES

MOYENS DE PRÉVENIR LA MORTALITÉ

DES

ENFANTS EN BAS AGE

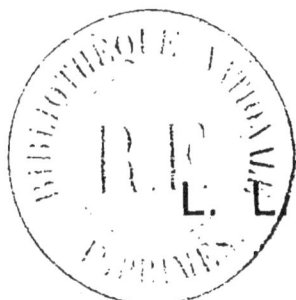

PAR

L. L. CHARLES

Docteur en Médecine, Chevalier de la Légion d'Honneur

———⟨⟨∞⟩⟩———

MARSEILLE

IMPRIMERIE COMMERCIALE J. DOUCET

7, rue Moustiers, 7

—

1873

AVIS

—

Nous donnons des consultations gratuites et des médi-
caments gratuits, aux jeunes gens qui, sur le point de se marier, se trouvent atteints de maladies susceptibles d'être
transmises à leurs enfants. Nous nous attaquons ainsi à la
cause principale de notre dégénérescence. Les personnes qui
désirent s'associer à cette œuvre patriotique sont priées
d'envoyer leurs noms, prénoms, qualité et adresse à l'au-
teur : Campagne Burel, quartier Champin (Belle-de-Mai).

Les noms des bienfaiteurs sont inscrits sur un Livre d'or,
qui est constamment à leur disposition, ainsi que les re-
gistres de comptabilité.

———

AVANT-PROPOS

—

Les autorités se sont émues, en présence de l'effrayante mortalité qui règne sur les jeunes enfants, à Marseille et dans les environs. Elles cherchent, par toutes les voies possibles, à en découvrir les causes, afin de les combattre, ou d'en conjurer les effets. C'est donc un devoir pour le médecin d'émettre son avis sur une telle question, de faire connaître les résultats de sa pratique personnelle, enfin de signaler aux populations les principes que la science proclame et que l'expérience des siècles a confirmés.

Les causes de la grande mortalité des enfants sont nombreuses et complexes. Les unes tiennent à la constitution des parents ; d'autres, à certaines dispositions physiques et morales au moment de la conception ; d'autres, au régime hygiénique, au climat, à l'ignorance, aux préjugés, aux pratiques dangereuses. Beaucoup d'entre elles peuvent être anéanties ou amoindries promptement, par l'adoption des mesures que je propose ; les autres ne disparaîtront qu'avec lenteur, par l'action du temps, par l'instruction des masses, et le progrès des mœurs publiques.

Dans un travail sur les soins à donner aux jeunes enfants, il faut rechercher l'origine de leurs maladies, non seulement après la naissance ou pendant la grossesse, mais jusque dans la conception, et plus loin encore, dans la constitution même et l'état de santé des parents. Je vais conséquemment examiner, dans autant de chapitres, les questions suivantes :

I. *De la Constitution des parents.*

II. *De la Conception.*

III. *De la Grossesse.*

IV. *De l'Accouchement.*

V. *Des soins à donner à l'enfant depuis la naissance jusqu'au sevrage.*

VI. *Des soins à donner à l'enfant après le sevrage.*

Je compléterai cette étude par la description des *Maladies graves qui se montrent particulièrement dans l'enfance*, afin que la prompte intervention du médecin puisse être réclamée à l'apparition des premiers symptômes. Enfin je terminerai par l'indication des *Moyens à opposer aux Maladies légères et aux accidents.*

CHAPITRE I.

—

DE LA CONSTITUTION DES PARENTS

—

Chacun sait que les père et mère, en transmettant à leurs enfants leur ressemblance, ainsi que leurs qualités physiques et morales, leur transmettent aussi leurs défauts et le germe des affections dont ils sont atteints. Ce germe peut, il est vrai, ne pas se développer, et rester à l'état latent pendant de nombreuses années ; mais le plus souvent il se développe et, suivant le cas, entraîne la mort de l'enfant ou le laisse infirme pour le reste de ses jours.

Parmi les maladies qui se transmettent ainsi, les unes sont incurables, et leur germe passe fatalement, forcément, aux enfants. D'autres sont curables, et c'est, pour les parents, un devoir impérieux de s'en affranchir et de ne pas donner le jour à des êtres dont l'existence, si courte qu'elle soit, n'est qu'une trop longue souffrance, au terme de laquelle se trouve nécessairement le tombeau. Combien de ménages ont eu de nombreux enfants sans pouvoir en conserver un seul ! La mort est venue chez ces petits êtres, lorsque le germe, qu'ils portaient en eux, s'est développé :

à 2 mois, à 2 ans, à 6 ou 8 ans, malgré tous les soins. Et, pour comble d'infortune, on ne peut pas, on ne veut pas, dans ces ménages, se résigner à reconnaître la cause véritable de cette mortalité si constante. Les parents se font illusion sur leur propre santé, oubliant que le mal, qui souvent n'amène qu'un léger trouble des fonctions chez un adulte, suffit pour tuer un jeune enfant.

Il est surtout une maladie très répandue, et d'autant plus redoutable que, par une erreur funeste, trop accréditée par beaucoup de médecins, on s'imagine qu'elle n'infecte pas toujours l'économie. Je veux parler de la maladie vénérienne. Il est évident que toutes les variétés de cette maladie infectent le sang, attendu que toutes proviennent d'un virus contagieux, et qu'il est certain que les virus, une fois introduits dans l'économie, s'y maintiennent pendant un temps très long, sans paraître causer aucun désordre ; témoin le virus vaccin, qui demeure, en nous, une grande partie de notre vie, et qui ne manifesterait sa présence par aucun effet, s'il n'avait pas la propriété de nous préserver de la petite vérole.

Je suis donc en droit d'affirmer que *tout accident vénérien doit être suivi d'un traitement.*

Il faut enfin nous régénérer ! Or, puisque la femme, selon les meilleurs calculs, n'apporte les infirmités dans la famille qu'en proportion insignifiante, je voudrais qu'avant de se marier elle exigeât, de son futur époux, un certificat de visite, émanant d'un médecin responsable, et constatant : Que ledit futur est sain, robuste, bien constitué, exempt d'infirmités, enfin affranchi de toute souillure morbide.

Cette proposition paraîtra sans doute singulière, originale, étrange ; mais elle est suffisamment justifiée par notre état de dégénérescence physique et par le chiffre lamentable des malheureux qui succombent aux maladies héréditaires.

Du reste les hommes atteints de maladies apparentes ou cachées seront les seuls à protester contre une semblable mesure. Les hommes vigoureux, et de bon tempérament, à sang pur, enfin, s'empresseront de se procurer un certificat toujours flatteur, et l'apporteront avec joie à leur fiancée. Quant aux infirmes et aux malingres . . . .

. . . .

La femme qui se marie se trouve en présence d'une double perspective. D'une part la santé de l'époux, et, comme conséquence, le mouvement, le travail, la gaieté, la prospérité, le bien-être. D'autre part, l'état maladif de l'époux, qui entraîne l'inaction, la tristesse, la souffrance, la ruine et la mort. Voudra-t-elle hésiter ?

CHAPITRE II

—

DE LA CONCEPTION

—

Nous admettons que les époux sont sains et de bonne constitution. Ce n'est pas tout : Il faut que la conception ait lieu dans certaines conditions , hors desquelles l'enfant court de grandes chances de naître infirme. La fatigue du corps, une vive douleur, un malaise passager, un état fébrile même léger, une simple indigestion, et, pour la femme, la possibilité de pertes blanches, sont autant de circonstances qui troublent l'acte de la fécondation. D'un autre côté l'exaltation des idées, les vives préoccupations de l'esprit, l'abattement, la tristesse, une grande frayeur, toutes les émotions de l'âme, enfin, ont également une funeste influence. Il est nécessaire que les père et mère aient la jouissance plénière de toutes leurs facultés, et que, chez eux, les fonctions des divers organes s'accomplissent avec une régularité parfaite.

Il faut donc aux jours de conception, qui sont habituellement ceux qui précèdent ou qui suivent les époques menstruelles, se conformer plus que jamais aux préceptes de l'hygiène, relatifs à la température, à l'air, à l'habitation, aux vêtements, aux aliments, aux boissons, à l'exercice, aux distractions, au sommeil, etc.

C'est souvent par suite de l'oubli de ces préceptes, que la fécondation n'a pas lieu, et qu'on s'étonne de voir sans enfants des époux robustes et pleins de santé.

L'abus des boissons alcooliques et l'abus du tabac sont deux grandes causes de mortalité pour les enfants, s'ils sont conçus sous ces influences. Parmi les maladies qui pourron les atteindre plus tard, je citerai les diverses affections nerveuses, l'épilepsie, l'idiotie, l'aliénation mentale, le gonflement des ganglions du cou, les rhumes de poitrine, l'angine et le croup. Ces trois dernières maladies s'observent particulièrement chez les enfants des fumeurs.

Je passe sous silence une foule de cas de monstruosités

et de grossesses anormales qui doivent être rapportés aux troubles de la fécondation.

Il faut, ici encore, invoquer la puissante intervention de la femme, et la conjurer de faire tous ses efforts, pour que la conception n'ait point lieu, dans les circonstances fatales que j'ai signalées. Il y va de son bonheur, de celui de sa famille, et de l'intérêt de la société, qui attend d'elle le plus précieux concours, dans le grand acte de notre régénération physique.

Dans tous les temps, l'homme a mis ses soins à perfectionner, par la reproduction, les animaux qu'il a consacrés à son usage ; et, depuis le patriarche Jacob, qui, d'après l'Ecriture, faisait faire, à ses brebis, des moutons blancs ou noirs, en leur mettant sous les yeux des petites baguettes blanches ou noires, jusqu'à nos éleveurs modernes, qui transforment les races anciennes, et en créent de nouvelles, on retrouve, dans chaque âge, une main intelligente, améliorant, développant, perfectionnant les espèces. Mais l'homme n'a point songé à lui-même, considérant la fécondation comme un acte sur lequel il n'a point d'influence.

Aujourd'hui cette longue erreur a fait son temps : la science est en mesure de supprimer les causes de stérilité, dans le plus grand nombre des cas, et elle est sur la voie de découvertes dont le résultat sera la possibilité de procréer à volonté les sexes.

CHAPITRE III

—

DE LA GROSSESSE

—

La grossesse commence au moment de la fécondation et se termine à l'accouchement, après une durée de 270 jours.

Lorsque la femme a la certitude d'être enceinte, de nouveaux devoirs lui sont imposés. Elle doit tout d'abord suivre un régime hygiénique en rapport avec son état : se prémunir contre les excès de chaleur et de froid, ainsi que contre les changements brusques de température ; renouveler très fréquemment l'air de son appartement ; supprimer l'usage du corset ; prendre des bains tièdes ; composer ses repas de mets variés, tirés à la fois du règne animal et du règne végétal ; supprimer les épices ; renoncer au café et aux liqueurs excitantes ; prendre chaque jour un exercice modéré ; éviter les bals, les théâtres, les voyages, les longues courses en voiture, l'équitation, etc. ; régulariser le sommeil, et les heures de repos ; suspendre momentanément l'exercice de sa profession, si elle est contraire à l'état de grossesse ; enfin, mener autant que possible, une vie tranquille et exempte de passions.

Chez quelques femmes, la grossesse amène un changement très favorable dans la santé ; mais, chez le plus grand nombre, il survient des symptômes fatigants, et souvent de nature à inspirer de sérieuses inquiétudes. Il faut les supprimer ou les amoindrir, en ayant sans cesse à l'aspect cette vérité *que toute indisposition de la mère a son retentissement sur l'enfant.*

Le *dégoût des aliments,* et principalement des viandes, est souvent combattu avec succès par les toniques ; il en est de même des *aigreurs* et des *crampes d'estomac,* des *renvois brûlants,* etc. Le fer convient surtout contre ces *appétits bizarres ou dépravés,* qui font que les femmes grosses désirent manger les choses les plus absurdes et les plus dégoûtantes.

Les *vomissements* sont quelquefois si intenses et si opiniâtres, qu'ils entraînent la mort de la malade, si on néglige de leur opposer, en temps opportun, les moyens les plus radicaux et les plus énergiques.

Les *pertes blanches* sont un des plus sérieux inconvénients de l'état de grossesse. Elles peuvent occasionner des maladies chez l'homme, à la suite des rapports conjugaux ; elles peuvent pénétrer dans le sang de la femme. l'infecter, et devenir ainsi la cause d'accidents mortels, pour l'enfant comme pour la mère. Dans tous les cas, ces écoulements blancs prédisposent singulièrement à la fièvre puerpérale, et lui donnent un haut degré de gravité.

Mais, de tous les accidents qui peuvent survenir, le plus grave est l'*avortement.* Ses causes les plus ordinaires sont : les chûtes, les efforts, les bains trop prolongés ou trop chauds, les impressions morales vives, les veilles excessives, les maladies vénériennes, l'usage de corsets ou de vêtements trop serrés, et tout ce qui peut gêner le développement facile et complet de l'utérus.

Si la femme n'a pu se soustraire à l'action de ces diverses causes, l'avortement ne sera pas inévitable, car la science est à même de lui opposer des moyens puissants, au début surtout. Il faut donc ne pas perdre de vue les phénomènes précurseurs, qui sont les suivants : frissons suivis de chaleur , soif, lassitude spontanée , refroidissement des extrémités, pâleur, tristesse , abattement, sentiment de pesanteur et de froid vers le bas-ventre, douleurs de reins et coliques utérines plus ou moins violentes. En présence de ces symptômes, on doit, sans perdre un instant, s'empresser de recourir aux médications efficaces et rationnelles.

Si l'avortement n'a pu être arrêté à son début, le danger est surtout dans les pertes abondantes qui en sont la conséquence. Il faut, en attendant l'arrivée du médecin, placer la malade sur un lit un peu dur, dans la position horizontale, lui recommander un repos absolu, lui faire prendre des limonades froides, maintenir, sur le haut des cuisses, des compresses imbibées d'eau froide ; pas trop de lumière, ni trop de chaleur dans la chambre ; pas de visiteurs ; pas de bruit ; éviter surtout les commères, dont la manie est de conseiller à tort et à travers, de commenter sur les ordonnances du médecin, de modifier ses prescriptions, et dont l'intervention funeste n'a que trop souvent pour conséquence l'aggravation de la maladie et la fin irrévocable de la malade.

CHAPITRE IV.

DE L'ACCOUCHEMENT.

Si les préceptes que j'ai tracés, relativement à la constitution des parents, à la conception et à la grossesse, ont été ponctuellement suivis, il n'y a aucune crainte à concevoir pour l'accouchement. On peut être certain que l'enfant est bien vivant, bien conformé, que sa position dans l'utérus est régulière, enfin qu'il se présentera par la partie la plus favorable, c'est-à-dire, par le sommet de la tête.

Il suit de là que l'accouchement sera toujours naturel, qu'il ne nécessitera jamais l'application d'aucun instrument, et que les douleurs, déjà très amoindries, pourront être diminuées encore et même supprimées tout-à-fait, sans le moindre danger pour la mère pas plus que pour l'enfant.

Comme il peut se faire que l'accouchement ait lieu avant l'arrivée de l'accoucheuse ou de la sage-femme, il faut que chacun soit à même de parer aux plus urgentes nécessités du moment. La chambre de l'accouchée doit être vaste, bien aérée, tranquille : la température douce ; pas d'odeurs ; deux ou trois personnes au plus auprès de la malade. Les cheveux de celle-ci seront déliés ; ses vêtements seront amples, pour ne gêner, ni les mouvements, ni la respiration. Ceux de ces vêtements, qui doivent servir après l'accouchement, seront préparés et mis en ordre : la camisole, la chemise, le bonnet, le fichu. On étalera de même les pièces de vêtement de l'enfant : les trois bonnets (de coton, de flanelle, de mousseline), les langes de laine et de coton, la couche, la brassière, la chemise de flanelle, la chemise de toile ou de coton, enfin une bande large de quatre travers de doigt. On placera sur une table voisine, de l'eau chaude et de l'eau froide, plusieurs fils solides et cirés, longs de 20 à 25 centimètres, une paire de bons ciseaux, des épingles, une éponge fine, des serviettes, de l'huile douce ; tout cela disposé de manière à ce qu'il soit facile de saisir chaque objet au moment de s'en servir, sans occasionner ni bruit, ni désordre.

Lorsque l'accouchement sera terminé, il faudra lier le cordon ombilical, après s'être assuré qu'il ne contient aucune anse d'intestins. Il est toujours prudent de faire deux ligatures, séparées par un intervalle de 5 ou 6 centimètres. Il faut bien se garder d'arracher le délivre, ou de tirer sur le cordon : le délivre se détachera de lui-même, 20 ou 30 minutes après la sortie de l'enfant.

Après la délivrance, la femme doit rester une demi-heure sur le petit lit où elle est accouchée. Ce temps sera plus long, si on a lieu de craindre quelque hémorrhagie. Elle doit être couchée horizontalement, peu couverte, et dans le silence et le repos le plus absolu du corps et de l'esprit.

Au bout de ce temps, on procédera, avec rapidité, aux lotions et à la toilette ; puis l'accouchée sera portée dans son nouveau lit, qui devra être chauffé et garni de draps d'alèzes disposés de manière à pouvoir être changés facilement.

Une fois couchée, la femme jouit du calme qui succède aux grandes agitations. Le sommeil ne tarde pas à survenir : il faut le respecter, tout en exerçant une grande surveillance, car une hémorrhagie pourrait se déclarer à l'insu de la malade. Au réveil, infusions, bouillons ou potages.

La *fièvre de lait* se manifeste ordinairement 48 heures après l'accouchement ; sa durée est de 24 à 36 heures en moyenne. Pendant cette période, il faut éviter avec le plus grand soin les refroidissements. Ce n'est qu'après la fièvre de lait que l'on peut faire pour la première fois le lit de l'accouchée, et lui donner des aliments qui, graduellement, deviennent plus abondants et plus substantiels.

CHAPITRE V.

___

Des soins à donner à l'enfant depuis la naissance
jusqu'au sevrage

___

Il arrive quelquefois que l'enfant, tout en sortant du sein de sa mère, se présente en état de mort apparente, c'est-à-dire sans respiration et sans mouvement. Si les lèvres sont gonflées et bleues, les yeux saillants et injectés, la langue collée au palais, la tête et la partie supérieure du corps d'un rouge vif, avec tâches bleuâtres et bouffissures, il faut au plus tôt couper le cordon et le laisser saigner, donner de l'air, débarrasser l'arrière-bouche des mucosités qu'elle contient : la respiration s'établit aussitôt après.

Lorsque le cordon est lié et coupé, on lave et on nettoie l'enfant, en se servant d'un jaune d'œuf, qui est préférable à l'huile d'olive. On l'enveloppe ensuite dans des serviettes chaudes, puis on procède promptement à sa toilette, en prenant grand soin de ne pas serrer la poitrine. Avant d'assujettir les langes, on panse le cordon ombilical, en l'enveloppant dans un morceau de toile cératée, qu'on lie et qu'on renverse sur le côté gauche de la poitrine, pour ne point comprimer le foie. A la chûte du cordon, vers le 5e jour, on pansera avec de la poudre d'amidon ou de lycopode.

Les pièces de l'habillement de l'enfant ne doivent pas être serrées, toute compression pouvant donner lieu à des accidents graves.

Si la mère peut nourrir, on fera prendre, dès la 1re heure, au nourrisson, de l'eau miellée. Si la mère ne nourrit pas, on ne donnera le sein de la nourrice que 12 ou 15 heures après la naissance, et, en attendant, eau miellée et sirop de chicorée 12 grammes, pour obtenir l'évacuation du méconium, matière brunâtre accumulée dans les intestins. On doit donner le sein de la mère 2 heures après la naissance, et ne pas attendre 2 ou 3 jours comme on fait quelquefois.

L'*Allaitement* maternel est dans l'intérêt de la mère comme dans celui de l'enfant ; cependant, s'il y a impossibilité absolue, il faut choisir une nourrice. Celle-ci doit être saine, forte et bien constituée ; son lait ne doit pas avoir plus de 6 à 8 mois.

Si l'on ne peut se procurer une nourrice, on aura recours à l'allaitement par les femelles d'animaux. La chèvre convient surtout, à cause de la facilité avec laquelle on la dresse à présenter sa mamelle à l'enfant, et de l'attachement qu'elle est susceptible de contracter pour lui.

Enfin, à défaut de tout autre moyen, on emploiera l'allaitement artificiel. On fera boire ainsi, au biberon, du lait de vache, de chèvre, d'ânesse, coupé avec de la décoction d'orge, d'avoine, de l'eau panée, etc. Vers le 2e ou 3e mois on donnera le lait pur.

On peut laisser téter l'enfant à satiété pendant le jour ; mais, la nuit, il faut le régler. Il tétera trois fois par nuit, pendant les deux premiers mois, puis deux fois. Si le lait est abondant, et de bonne qualité, cette seule nourriture peut suffire pendant la 1re année. Dans le cas contraire, on peut, dès l'âge de 6 mois, donner des soupes au pain et des panades éclaircies avec du lait. Éviter les bouillies.

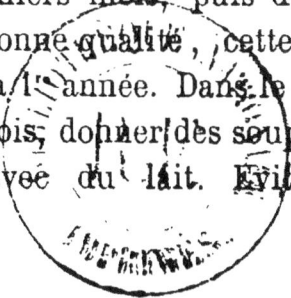

Vers huit mois, bouillon et potage, mie de pain trempée dans du jus de viande, eau sucrée rougie. Pas de viande avant l'éruption des douze premières dents.

Les *soins de propreté* doivent fixer l'attention. Lavage quotidien de tout le corps y compris la tête, qui doit, en outre, être peignée et brossée. On fera disparaître les croûtes, et toute espèce d'insecte. C'est un grand préjugé de croire que la vermine est nécessaire. Il faut bien se garder de faire sécher les linges souillés d'urine, pour s'en servir de nouveau ; il ne faut pas se contenter d'essuyer les enfants, lorsqu'ils se sont salis, mais les laver avec de l'eau tiède mêlée de vin.

A partir de l'âge d'un mois, l'enfant doit prendre l'air tous les jours. Les premières promenades seront d'une demi-heure, et leur durée ira en augmentant graduellement.

On ne doit pas mettre les enfants sur leurs jambes avant 7 ou 8 mois ; on doit les porter tantôt sur un bras, tantôt sur l'autre. Aussitôt qu'ils peuvent se mouvoir, on les place sur une couverture, et, tout en les surveillant, on les laisse se rouler, puis se lever et s'essayer contre les meubles.

Pendant les six premières semaines de son existence, l'enfant passe son temps à dormir et à prendre le sein. C'est le moment que l'on doit choisir pour le faire vacciner, en s'entourant, pour cette opération, de toutes les précautions désirables. A 2 mois, il dort beaucoup moins, et c'est alors qu'on doit l'amuser et le distraire par les promenades à l'air libre. Jusqu'à 2 ans, on doit le faire dormir environ 2 heures, pendant le jour. Il faut éviter avec soin de lui faire prendre aucune infusion, aucun médicament pour provoquer le sommeil.

L'époque de la *Dentition* est toujours, pour les enfants, une période orageuse. D'abord, tous éprouvent des douleurs plus ou moins vives; ensuite, des accidents graves peuvent survenir pendant la sortie des dents. C'est alors surtout que le lait des nourrices doit être sain et abondant. Pour obtenir ce double résultat, elles devront faire usage d'aliments faciles à digérer, non excitants ; elles éviteront les fatigues, l'insomnie, et elles feront l'impossible pour ne point s'exposer aux vives émotions, à la suite desquelles le lait acquiert des propriétés funestes. On connaît l'histoire de cette femme qui, voyant son mari aux prises avec un militaire, intervint pour le défendre, puis, calme en apparence, alla reprendre son nourrisson et lui donner le sein. L'enfant téta ; mais au bout de quelques minutes, on le vit quitter le mamelon, et se laisser aller comme une masse inerte, sans cri ni mouvement. Il était mort. Le lait de sa mère avait produit sur lui l'effet d'un subtil poison.

Si l'on se conforme aux règles hygiéniques que j'ai rappelées, pour l'enfant et pour la nourrice, la dentition sera facile, et l'on arrivera sans encombre à l'époque du sevrage. Cette époque est variable, car elle dépend de la sortie des dents, qui, elle-même, n'a rien de fixe. Il est très important de ne pas sevrer l'enfant avant l'éruption des seize premières dents. On choisira la saison du printemps, ou celle de l'automne, et on aura soin de ménager la transition, et d'allier avec intelligence le régime animal au régime végétal.

CHAPITRE VI.

—

Des soins à donner à l'enfant après le sevrage

—

Le *Sevrage* est une époque solennelle dans la vie de l'enfant. Jusque là, il tenait encore physiquement à sa mère : à partir de ce moment, il s'en détache, et va vivre de sa vie propre, vie encore bien faible et bien instable. Aussi faut-il redoubler de surveillance et de soins attentifs. La nourriture doit être très-variée, non-excitante, prise modérément et lentement. Jusqu'à 3 ans, il faut éviter les viandes noires et les remplacer par des viandes blanches , du poisson , des légumes choisis, des soupes grasses, du laitage, des fruits bien mûrs, du pain ; jamais de pâtisseries, ni de café, ni de liqueurs. Pour boisson de l'eau rougie.

Les vêtements seront appropriés aux saisons, mais toujours larges, souples, légers et entretenus avec la plus grande propreté ; même prescription pour le linge de corps et les draps de lit, qui seront exposés à l'air, chaque jour, et souvent changés.

A mesure que l'enfant grandit, il doit prendre de plus en plus d'exercice à l'air libre. Il ne faut jamais le laisser inactif dans la maison, lorsque le temps est beau. A partir de 2 ans, on diminue la durée du sommeil, pendant le jour, puis on la supprime peu à peu. Les enfants ne doivent jamais veiller , on les habitue à se coucher à 8 heures , et à se lever matin.

Relativement à leur jeune intelligence, je suis d'avis de ne pas la fatiguer avant le temps, et je crois que, jusqu'à l'âge de 4 ans, tout ce qu'on peut faire pour l'instruction des enfants, c'est de leur apprendre le nom et l'usage des objets qu'ils peuvent voir et toucher. On ne doit jamais s'impatienter de leurs questions, mais y répondre avec complaisance, et de la manière la plus intelligible pour eux.

CHAPITRE VII.

Des maladies graves qui se montrent particulèrement dans l'enfance.

La mauvaise direction donnée aux soins des maladies de l'enfance, est une des grandes causes de la mortalité de cet âge. Triste, et surtout funeste, l'habitude de droguer les enfants sur les conseils des commères.

La première chose à faire, quand un enfant tombe malade, c'est de le coucher dans un lit peu couvert, et placé dans une chambre bien aérée et bien tranquille, dont on interdira l'entrée aux visiteurs. On donnera au petit-malade quelques infusions, et on le maintiendra à la diète, ou à une demi-diète, en ne perdant pas de vue que les aliments augmentent la fièvre. Pour peu que l'état de malaise continue, il faut réclamer l'assistance du médecin, car beaucoup de maladies ne peuvent être combattues qu'au début, et la mortalité trouve trop souvent sa cause dans les hésitations, dans les retards.

Je vais donner la description des principaux symptômes auxquels on reconnaîtra les atteintes des maladies graves, c'est-à-dire des maladies pour lesquelles il n'y a pas un instant à perdre, si on veut mettre le médecin à même d'intervenir d'une manière efficace.

Croup. Cette maladie si meurtrière est contagieuse. Elle débute par les symptômes suivants : Enchifrènement du nez; frissons légers; mal de tête; mal de gorge plus ou moins violent; gonflement notable et ordinairement douloureux des petites glandes qui se trouvent sous la mâchoire; abattement, lassitude pendant le jour; agitation marquée la nuit; pas de sommeil; pas d'appétit; soif; fièvre; toux fréquente, déchirée, douloureuse; gêne de la respiration. Les autres symptômes appartiennent au croup confirmé. Mais, si on attend leur apparition, il sera bien tard pour appeler le médecin.

Rhume de poitrine. Une toux qui dure plus de 3 jours, et qui s'accompagne de chaleur à la peau, de fièvre, de mal de tête, de points de côté, de pâleur de la face, d'agitation, d'essoufflement, de palpitations, de respiration bruyante, d'oppression et de douleur en avant de la poitrine, doit être immédiatement traitée ; car, abandonnée à elle-même, elle peut se terminer, ou par la mort, ou par la formation de germes, de phthisie (tubercules), qui se développeront plus tard vers 18, 20 ou 25 ans. Voilà comment des cas de phthisie s'observent dans des familles, où jamais aucun membre n'avait été atteint.

Angine couenneuse. C'est une maladie insidieuse, dont le début est souvent peu alarmant, gêne de la déglutition, douleur peu intense, mouvement fébrile léger, abattement à peine sensible. Au bout de peu de jours, apparaissent les fatales membranes au fond de la gorge. Les mères doivent s'habituer à regarder la gorge de leurs enfants, afin de prévenir le médecin, toutes les fois qu'elles aperçoivent quelque chose d'insolite, comme des plaques blanchâtres ou des ulcérations.

Diarrhée. Cette maladie, qui emporte des milliers d'enfants chaque année, provient le plus souvent d'un régime mal approprié et de soins mal entendus. Lorsqu'un enfant est atteint de diarrhée, chaque voisine veut donner son avis : Ce sont les dents, dit l'une ; ce sont les vers dit l'autre ; c'est un feu dans le corps, dit une troisième ; pour une autre, c'est encore autre chose, etc., etc. Et trop souvent, les parents, par une inconcevable faiblesse, médicamentent leur enfant sur de tels conseils. Quant au médecin, il est appelé lorsque le pauvre petit-malade, épuisé, n'offre plus aucune ressource aux médications rationnelles. Toute diarrhée doit être traitée dès le début.

Vers intestinaux. Tandis que les mères de famille ont la plus grande tendance à attribuer aux vers toutes les indispositions de leurs enfants, la plupart des médecins, au contraire, n'admettent que très rarement léur présence comme cause des maladies qu'ils observent. La vérité est que les vers sont la cause unique d'accidents nombreux, chez les enfants ; et, si on ne les retrouve pas toujours dans leurs excréments, il ne faut pas en conclure qu'ils n'existent pas, car il en est qu'on ne peut distinguer que très difficilement, et puis, les vermifuges qu'on administre restent souvent sans effet, parce qu'ils sont mal choisis. Le ver qu'on appelle *ascaride lombricoïde*, est bien reconnaissable, puisqu'il est gros et ressemble à un ver de terre. Mais *l'oxyure vermiculaire* n'a que 2 ou 3 millimètres de long, et le *trichocéphale*, long de 5 centimètres, n'est pas plus gros qu'un cheveu. Et, comme ces animaux sont presque toujours sans mouvement, au milieu des matières, il faut une grande habitude pour les reconnaître.

Si on remarque, chez l'enfant, de la diarrhée, avec ballonnement du ventre, perte d'appétit, renvois fréquents, fétidité de l'haleine, face plombée et froide, dilatation des pupilles, regard vague, abattement ; à plus forte raison, s'il existe une tendance aux convulsions, il faut administrer de suite un contre-ver, mais un contre-ver prudemment choisi, et non pris au hazard, au milieu de cette foule de vermifuges, tantôt inactifs, tantôt incendiaires, inventés par la spéculation.

Carreau. Cette maladie se reconnaît au développement du ventre, et à la présence, dans cette cavité, de tumeurs plus ou moins grosses, dures, bosselées, tantôt douloureuses, tantôt indolentes. L'amaigrissement, la toux, les vomissements, la diarrhée accompagnent cet état, qui est souvent, du reste, la conséquence d'une maladie négligée. Il faut s'empresser d'administrer les reconstituant et les toniques.

Croûtes, boutons, dartres. Parmi les affections de la peau, beaucoup sont sans gravité pour les enfants ; mais il en est qui sont comme les avant-coureurs d'une mort presque certaine, si l'on n'y rémédie pas en temps utile. De ce nombre sont les bulles, vulgairement appelées *cloques*, sur le tronc ou sur les membres ; les plaques ou excroissances à l'anus ou aux parties ; certaines croûtes, d'un aspect particulier aux lèvres, à la face ou sur la tête ; enfin des taches arrondies, brunâtres ou rouges lie de vins, disséminées un peu partout. Il est très important de surveiller attentivement ce qui se passe du côté de la peau, afin de le signaler.

Malheur au médecin qui aura méconnu ces affections : non parce qu'il aura causé la perte de son malade, mais parce qu'il ne l'aura pas sauvé, lorsqu'il aurait pu le faire.

Rougeole, Scarlatine, Petite Vérole. Les symptômes qui se présentent au début sont difficiles à percevoir pour les gens du monde ; mais l'éruption vient promptement lever tous les doutes. On doit regarder ces affections comme toujours très sérieuses, par elles-mêmes, d'abord, ensuite par les accidents qui peuvent en être la conséquence. La phthisie, entre autres, est souvent le résultat d'une rougeole traitée à la légère.

Fièvre typhoïde, fièvre muqueuse. Il est très important de reconnaître cette maladie à ses débuts, parce qu'on peut souvent l'arrêter ou du moins en diminuer beaucoup l'intensité. Voici ses caractères : frissons, mal de tête, tendance au sommeil, stupeur, douleur de ventre, ballonnement, diarrhée, vomissements, langue sèche, rouge et rugueuse, délire, douleurs dans les membres, bourdonnements dans les oreilles, saignement du nez, toux, chaleur à la peau et fièvre de plus en plus forte. Quelques uns de ces symptômes suffiront aux mères intelligentes pour comprendre qu'il n'y a pas un instant à perdre.

Empoisonnement. La première chose à faire, dans ce cas, est d'évacuer le poison par un vomitif proportionné à l'âge de l'enfant, 2, 3 ou 5 centigrammes d'émétique dans deux ou trois cuillerées d'eau. On attendra ainsi le médecin qui, renseigné sur la nature du poison, pourra administrer le contre poison.

CHAPITRE VIII

—

Des moyens à opposer aux maladies légères et aux accidents.

—

Rhume de cerveau. Ce rhume peut avoir des conséquences funestes, car il empêche les enfants de têter. Il faut nettoyer les narines avec de l'eau de mauve, et mettre, à leur ouverture, un peu de camphre en poudre. Au bout de **3** ou **4** heures, on peut déjà constater les bons résultats de cette simple médication.

Indigestion. Si les enfants à la mamelle ont des vomissements et du hoquet, il faut les régler dans l'allaitement et non leur donner le sein à toute heure ; chez les enfants sevrés, on fera prendre du thé léger, très chaud, on couvrira le ventre et l'estomac de flanelles chaudes, et on fera observer la diète pendant 24 heures. On ne doit pas oublier que, à partir de l'âge de 2 ans, les indigestions, chez les enfants, marquent souvent le début d'une maladie grave, la fièvre typhoïde, la fièvre cérébrale, etc. Toute indigestion qui tient un enfant malade plus de 24 heures est à surveiller.

Accès subit de Croup. — Si on s'est laissé surprendre par un accès de croup, c'est-à-dire si on n'en a pas remarqué les symptômes avant-coureurs, ce qui arrive lorsqu'on a cessé d'exercer sur les enfants une surveillance de tous les jours, la première chose à faire, en attendant le médecin, est d'administrer 3 ou 5 centigrammes d'émétique, suivant l'âge. Cette dose doit être dissoute dans deux cuillerées d'eau, et prise d'un seul coup.

Piqûres vénimeuses. — Dans les cas de piqûres par les insectes vénimeux, les abeilles, les guêpes, les mouches à charbon, etc., on fera saigner la plaie, si c'est possible, et on appliquera aussitôt à sa surface et tout autour, un petit linge fin, trempé dans l'ammoniaque pure, et qu'on renouvellera fréquemment pendant les deux premières heures. Contre la piqûre du scorpion, ou la morsure de la vipère, on agira de même, après avoir, au préalable, agrandi la plaie, et l'avoir fait saigner, en la pressant et l'arrosant d'eau chaude.

Coupures. — On recouvrira les coupures ou les déchirures de la peau avec du taffetas d'Angleterre ; mais, si la blessure est profonde et saigne beaucoup, on emploiera de préférence le sparadrap, qu'on peut mieux assujettir et qui tient plus étroitement rapprochées les lèvres de la plaie.

Fractures, Entorses, etc. — Lorsqu'un enfant se brise un membre, ou se démet une articulation, ou se fait une entorse quelconque, on le place de suite sur un lit, dans le repos le plus absolu, et on couvre la partie lésée, avec des compresses trempées dans de l'eau froide, où l'on aura versé, par litre, six cuillerées d'eau blanche et six cuillerées d'alcool camphré. En maintenant ces compresses toujours fraîches et mouillées, on arrête le gonflement de la partie et on attend ainsi l'arrivée du médecin.

Ecoulement des oreilles. — Lorsque cet écoulement survient pendant la sortie des dents, c'est une crise de la nature qu'il faut respecter. Toutefois comme il peut arriver que la matière se dessèche dans le conduit auditif, l'obstrue complètement et se rejette vers l'intérieur de l'oreille, il faut tenir ce conduit dans le plus grand état de propreté, en

y injectant de l'eau de guimauve , et non en y introduisant
de petits linges comme on le fait souvent. Si l'écoulement
se manifeste en dehors de la dentition, et si, d'ailleurs, il
est très fétide et tache le linge en noir, il faut recourir à des
injections d'eau tiède, dans laquelle on aura versé 20 gouttes de teinture d'arnica et 10 gouttes d'extrait de saturne,
par demi-verre. Et si , enfin , au bout de 8 jours on cons-
tate encore l'issue de la matière, c'est que sa présence tient
à des altérations profondes de l'organe de l'ouïe, qu'il faut
soumettre le plus tôt possible à l'examen de l'homme de
l'art.

Heureux, dit-on, celui qui , dans le cours de sa vie, a
pu faire quelque bien.

Je m'estimerai tel, si j'ai réussi, dans ces pages trop abré-
gées, à faire comprendre à la femme qu'il est de son intérêt comme de son devoir de s'affranchir, avant le mariage ,
des maladies ou indispositions auxquelles elle peut être
sujette : de ne s'allier qu'à un homme sain lui-même et
bien constitué : d'éviter, avec soin , pendant la conception,
les conditions défavorables : d'observer strictement, pendant
la grossesse, les lois salutaires de l'hygiène : enfin, de pro-
diguer à son enfant, non seulement les soins dévoués, mais
encore les soins intelligents et éclairés, sans lesquels le
petit-être se trouve, à chaque instant, exposé aux plus grands
périls; absolument comme s'il était placé dans les bras d'un
aveugle, courant sur un chemin bordé de précipices.

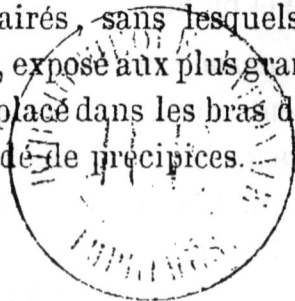

Imp. Comm. J. Doucet